OBÉSITÉ

OU

EXCÈS D'EMBONPOINT.

MOYENS PROPRES A LA PRÉVENIR
ET A LA COMBATTRE.

PAR

P** DE SAINT-FRAJOU,

DOCTEUR EN MÉDECINE.

PRIX : 2 FR.

A PARIS

Chez l'auteur, *rue Neuve-Saint-Augustin, n.* 45.
Et au Palais-Royal, chez DELAUNAY, *libraire.*

1834

OBÉSITÉ

ou

EXCÈS D'EMBONPOINT.

OBÉSITÉ

ou

EXCÈS D'EMBONPOINT.

**MOYENS PROPRES A LA PRÉVENIR
ET A LA COMBATTRE.**

PAR

P** DE SAINT-FRAJOU,

DOCTEUR EN MÉDECINE.

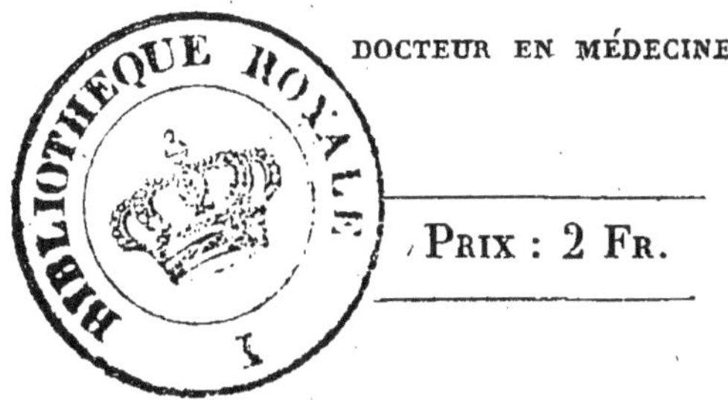

PRIX : 2 FR.

A PARIS

Chez l'auteur, *rue Neuve-Saint-Augustin, n. 43.*
Et au Palais-Royal, chez Delaunay, *libraire.*

1834

OBÉSITÉ

OU EXCÈS D'EMBONPOINT.

MOYENS PROPRES A LA PRÉVENIR ET A LA COMBATTRE
AVEC SUCCÈS.

L'obésité est cet état dans lequel les diverses parties du corps ont acquis un développement considérable, par suite de l'accumulation de la graisse dans le tissu cellulaire.

Elle peut se manifester à toutes les phases de la vie, mais ce sont plus particulièrement les personnes de trente et quarante ans qui en sont atteintes.

Toutes les constitutions ne sont pas également disposées à contracter de l'embonpoint. Les personnes d'une haute stature, brunes, nerveuses, et dont la fibre est sèche, contractent rarement beaucoup d'embonpoint.

Au contraire, les constitutions molles, les personnes qui ont un teint fleuri, le tissu cellulaire spongieux, les individus blonds et châtains, d'un tempérament lymphatique, acquièrent presque toujours un embonpoint considérable. Les femmes, dont la constitution est plus lymphatique que celle de l'homme, y sont plus exposées.

L'homme ne reste jamais tel qu'il est sorti des mains de la nature : l'eau, l'air, les lieux, les alimens dont il se nourrit modifient son organisation; de même à l'égard des végétaux, les conditions extérieures de chaleur, d'humidité, de masse et de renouvellement d'air qui les entourent, ainsi que les soins de culture ont sur leur développement une influence immense. En sorte que nous pouvons, sans craindre d'avancer un paradoxe, dire que nous pouvons varier à notre gré notre constitution.

L'enfance dont le tempérament est éminemment lymphatique et mou, dormant et mangeant beaucoup, est naturellement grasse; l'adolescence est l'époque de la grâce et de la beauté, et l'âge des illusions de la vie. L'adolescent, dont le corps se développe, le sexe se prononce, et que de nouvelles facultés animent, dont la vie est entremêlée d'orages et de plaisirs, d'espérances et d'inquiétudes, tout en proie aux passions, aux voluptés, n'a presque jamais d'embonpoint.

Ce n'est qu'à l'âge où l'effervescence des passions s'apaise, où l'amour et l'ambition ont perdu leur empire, où l'on veut, dans la retraite, jouir des douceurs de la vie et de la fortune que l'embonpoint se manifeste.

La vieillesse, caractérisée par la diminution de toutes les forces, la détérioration de tous les organes et le trouble des diverses fonctions de l'économie, est peu sujette à l'embonpoint.

Chez un homme d'un embonpoint or-
dinaire, la graisse est dans la proportion
d'un vingtième avec le poids du corps ;
lorsqu'elle est plus abondante , elle cons-
titue l'obésité. Dans ce cas, les diverses
parties du corps prennent un développement considérable : ces personnes sont
essoufflées au moindre exercice, se traînent
avec peine et se plaignent d'être comme
accablées d'un poids énorme.

On l'observe fréquemment chez les femmes qui ont eu beaucoup d'enfans, et dont
les parois sont, par cette cause, dans un
grand relâchement. Cette disposition pro-
duit une gêne dans les principales fonctions ;
la digestion est laborieuse, la circulation
est troublée, il y a tendance continuelle
au sommeil, et imminence de congestion
cérébrale. En effet, les individus trop gras
sont plus exposés à périr d'apoplexie que
ceux qui sont maigres ; cela s'explique par
la gêne qu'éprouvent la circulation et la
respiration.

Les personnes qui sont affectées de bonne heure d'obésité n'atteignent, jamais à un âge avancé.

Comme cet état est ordinairement accompagné de pléthore, et que les organes se trouvent fortement engorgés, les maladies qui surviennent chez elles sont beaucoup plus graves.

La surabondance de graisse et de chair, en émoussant la sensibilité physique, affaiblit les facultés morales; c'est pourquoi les Spartiates punissaient les soldats trop gras, et employaient sur leurs enfans tous les moyens propres à prévenir cet état.

Les causes les plus propres à faire naître l'embonpoint sont : 1° une nourriture copieuse humectante et succulente; ainsi, parmi les alimens, le laitage, les farineux, la pâtisserie, les mucilagineux, la bierre, les vins sucrés, le chocolat engraissent considérablement; 2° les charcuitiers, les bouchers qui vivent au milieu des vapeurs animales nutritives, et tous ceux qui exhalent moins qu'ils n'absorbent, les personnes qui transpirent peu et boivent beaucoup, comme dans les contrées humides (la Hollande et les Pays-Bas, le nord de l'Europe), acquièrent un embonpoint considérable; 3° toute espèce de repos de corps et d'esprit; d'abord le sommeil prolongé, et l'on en observe une preuve remarquable chez les animaux dormeurs, comme les marmottes et les ours, etc., l'hiver, temps pendant lequel ils sont gras, ils restent dans un repos absolu; enfin, chez toutes les personnes sédentaires, insouciantes, menant joyeuse vie au sein de la mollesse, et celles dont parlait Boileau :

> L'un pétrit dans un coin l'embonpoint de chanoines ;
> L'autre broie, en riant, le vermillon des moines.

4° tout ce qui débilite ordinairement les forces vitales ; par exemple de grandes hémorrhagies ou de fréquentes saignées (moyen pratiqué pour engraisser les veaux et autres bestiaux) l'abus des bains chauds ; de même

la castration, ôtant comme le feu du corps,
et éteignant l'ardeur amoureuse, rend gras
les êtres qui l'ont subie; de là vient aussi
que les bœufs et les chapons prennent de
l'embonpoint; et que lorsque les hommes
et les femmes ne peuvent plus se livrer au
doux culte de Vénus, ils tombent dans
l'obésité. Enfin, tout ce qui affaiblit, ra-
lentit la circulation, tout ce qui favorise la
stase des humeurs, concourt à produire
l'embonpoint; et les parties les plus grasses
sont celles où la circulation s'exécute le
plus lentement.

La sobriété, les nourritures et les bois-
sons stimulantes, telles que le café, le thé,
les acides, les spiritueux, les substances
acerbes, astringentes, toniques, etc., les
veilles, les passions, les travaux de corps
et d'esprit, exerçant beaucoup les facultés
sensitives et motrices, diminuent l'empire
des fonctions nutritives, et produisent la
maigreur.

Voici le régime que je prescris.

A déjeûner, café au lait, ou des huîtres arrosées de jus de citron, ou une côtelette de veau, fromage, etc.

A dîner, viandes de veau rôties ou grillées, bœuf rôti ou préparé à la sauce piquante; jamais de pommes de terre et peu de végétaux; salade et pommes, poires, etc., pour dessert. Pas de châtaignes ni de noix parce qu'elles engraissent. On peut manger de la morue, du poisson frit ou accommodé à une sauce piquante. Les haricots et les lentilles ne conviennent pas parce qu'ils engraissent. On doit boire du bon vin, et si on le peut, on fera bien de le couper avec de l'eau de seltz. On devra également ne manger que du pain bis, raci, et prendre du café après le dîner. Les hommes devront entourer le bas-ventre d'une ceinture en soie, et les femmes porter un corset. On devra prendre quelques bains sulfureux, et de temps en temps se purger.

Ces moyens sont propres à prévenir

l'embonpoint , mais ils, sont insuffisans lorsque l'obésité existe.

Après six années de recherches assidues, je n'ai trouvé qu'une substance qui, par son action spéciale sur le système lymphatique, ait la propriété de dissiper l'embonpoint. Je l'associe à des plantes dépuratives et fais composer par un pharmacien un sirop qui, loin de nuire à la santé, l'affermit en excitant toutes les sécrétions, en augmentant la puissance digestive de l'estomac, et fortifiant tous les organes. On prend quatre cuillerées par jour de ce sirop, et après trois à quatre mois, on voit, sous son influence, l'embonpoint le plus considérable se dissiper, sans que jamais il survienne aucun accident.

Parmi les nombreuses personnes qui sont venues me consulter, il en est plusieurs qui ne se sont d'abord soumises à mon traitement qu'avec répugnance, dans la crainte de se rendre malades. Mais elles ont été agréablement surprises en voyant

leur santé devenir plus belle et plus floris-
sante au fur et à mesure que leur embonpoint se dissipait. En effet, les personnes
d'un embonpoint considérable sont moins
propres et à la génération et à toutes les
fonctions de la vie que celles chez lesquelles
les organes sont restés dans une juste proportion. Leur tissu cellulaire, abreuvé de
graisse, empâte les nerfs, détend le système
fibreux, et relâche tous les organes; aussi
les obèses vieillissent de bonne heure et
sont disposés à une multitude de maladies,
parmi lesquelles nous citerons l'hydropisie
et l'apoplexie.

FIN.

N. B. Le docteur de Saint-Frajou donne des
consultations, rue Neuve-Saint-Augustin, n° 43, de
1 heure à 3.

IMPRIMERIE DE DUCESSOIS,
Quai des Augustins, 55.

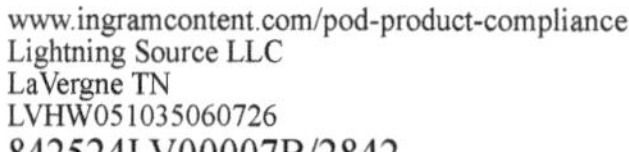